NAISSANCE

D'UN

MONSTRE NOSENCÉPHALIEN

(GEOFFROY SAINT-HILAIRE)

Observée par le Dr LARDIER

CHIRURGIEN EN CHEF DE L'HÔPITAL DE RAMBERVILLERS (VOSGES)

Le 10 janvier 1886, j'étais appelé, à une heure de l'après-midi, auprès d'une femme du village de Moyemont, Mme Fort..., née Dor..., dont l'accouchement était difficile. La sage-femme, Mme Gillot, en matrone prudente, ne trouvait, au toucher, aucun membre fœtal, et comme l'orifice utérin était complètement dilaté, que d'autres phénomènes anormaux existaient, elle pensait, non sans raison, être en présence d'un cas anormal, et elle m'avait fait appeler avant la rupture de la poche des eaux.

J'arrivai sans retard. L'état de la parturiente ne s'était pas modifié. J'avais devant moi une multipare, car cette femme avait eu déjà *six* enfants.

Son premier accouchement remontait à 20 ans.

A 21 ans, à 23, à 27 ans, elle accoucha d'enfants semblant fort robustes, mais qui moururent tous trois, dès les premiers jours de leur naissance.

A 31 ans, elle accoucha de nouveau d'un enfant qui vit encore, âgé de 10 ans, mais dont la constitution est assez délicate.

A 35 ans, nouvel enfant, qui mourut au bout de quatre jours.

A 37 ans, elle accoucha d'une fille, qui vécut trois mois, et mourut d'entérite.

Enfin à 41 ans, elle eut sa septième grossesse.

L'enfant qui vint au monde fait le sujet de cette observation.

Je dois ajouter que jusqu'à ce moment tous les accouchements s'é-taient effectués à terme, et dans des conditions normales.

Agée de 41 ans, cette femme est robuste et fortement constituée.

A mon arrivée, elle se promenait dans sa chambre.

Elle avait l'abdomen extraordinairement développé, tendu, et devant ce développement anormal, Mme F... et surtout ses voisines ne dou-taient pas que l'accouchement ne fût au moins gémellaire. Elle n'avait jamais été malade, pas plus pour cette grossesse que pour les précé-dentes, mais, quoique bien portante, elle m'affirmait que, pour ce dernier enfant, elle était, à 5 mois, aussi grosse qu'à terme pour les autres enfants.

Cependant, depuis deux mois, sa santé s'était réellement altérée. Elle souffrait continuellement de pyrosis ; elle ne digérait plus, et le peu de nourriture qu'elle absorbait à la fois, quand il n'était pas aussitôt vomi, ce qui était la règle, augmentait encore la gêne, l'oppression qu'elle éprouvait, même quand l'estomac était à l'état de vacuité. C'est dire que, devant cette énorme distension utérine, il existait un refoulement de tous les autres viscères abdominaux. Elle ne pouvait marcher qu'avec la plus grande difficulté ; la jambe gauche était extrêmement enflée ; presque toujours engourdie, elle était le siège de fourmillements que Mme Fort... trouvait fort insupportables.

Elle avait toujours ressenti les mouvements de l'enfant, absolument comme dans ses couches précédentes. A l'heure présente, ils étaient encore très nettement perceptibles à travers la paroi abdominale. Néan-moins, elle avait remarqué que, pour ce septième enfant, les mouve-ments étaient spécialement accusés dans le flanc gauche, et qu'ils étaient aussi un peu moins énergiques que ceux de ses autres enfants.

Sauf les phénomènes dont je viens de parler, cette grossesse s'était terminée comme les précédentes. Mme Fort... n'avait, durant son cours, été atteinte d'aucun accident ; elle n'avait fait aucune chute, n'avait supporté le moindre coup, ressenti la plus légère envie.

Elle m'affirmait avoir toujours vu ses règles pendant les deux ou trois premiers mois de ses différentes grossesses, de celle-ci comme des autres. Cinq ou six semaines après la conception, elle constatait un écoulement sanguin. Le liquide était moins abondant, plus clair que dans les menstrues normales, mais l'écoulement existait, indubitable-ment, pendant deux ou trois jours.

Elle était arrivée, me disait-elle, au terme de sa grossesse, comme toujours. Nous étions au 10 janvier, et bien qu'elle n'attendît l'enfant que vers le 15 ou le 20, on ne pouvait admettre que l'accouchement fût prématuré.

Depuis deux jours, Mme Fort... perdait de l'eau, d'une manière con-tinue, mais elle n'avait pas remarqué que l'abdomen diminuât de volume, et elle n'admettait pas que la poche des eaux se fût rompue.

Enfin le samedi 9, à midi, elle avait commencé à éprouver les premiers petits maux. Le dimanche 10, à neuf heures du matin, les grandes douleurs s'étaient montrées ; la sage-femme était appelée. A deux heures de l'après-midi, j'étais auprès de Mme Fort...

Je la fis placer dans la position classique.

A l'examen, la vulve était violacée, légèrement tuméfiée. Je constatais aussi un œdème circonscrit, dur, résistant, de toute la région suspubienne.

Je procédai, à mon tour, au toucher, et j'avais pris la précaution d'huiler mon bras, au cas où je croirais utile de pénétrer immédiatement dans la cavité utérine, soit pour reconnaître la position, soit pour terminer l'accouchement.

Le toucher ne me fit reconnaître aucune partie fœtale ; mais comme l'orifice était modérément dilaté et complètement dilatable, comme la poche des eaux n'était pas rompue, je pris la résolution de la rompre aussitôt et de pénétrer incontinent dans l'utérus, à la recherche des membres inférieurs du fœtus. La poche des eaux se rompit très facilement, par le simple froissement, le pincement des membranes ; un flot de liquide s'échappa, mais mon avant-bras avait déjà pénétré dans la poche et fermait l'orifice vulvaire.

Je ne fus pas peu surpris de trouver un fœtus qui me semblait de petit volume et qui s'ébattait sans contrainte dans cette énorme poche de liquide. Je sentis très facilement un pied, puis l'autre ; je les saisis, l'un d'eux m'échappa, mais devant la petitesse de l'enfant, je pensai que je terminerais facilement l'accouchement, même en n'attirant d'abord au dehors qu'un seul des deux membres inférieurs. J'amenai très facilement ce membre au milieu d'un nouveau jet de liquide, dont la quantité me semblait *phénoménale*. C'est le seul mot qui puisse rendre exactement ma pensée. Le plancher de la modeste chambre où nous nous trouvions, était littéralement et totalement inondé. J'estime que la quantité de liquide amniotique contenu dans la poche, était, *au minimum*, de 10 à 12 litres.

Le membre inférieur droit était au dehors de la vulve, violacé, mais vivant, car je remarquais sur ce membre des mouvements très appréciables, notamment une contraction des extenseurs du gros orteil, sous l'influence de laquelle il se produisait une exagération de l'espace interdigital qui sépare le gros orteil des quatre autres.

L'autre membre inférieur était en état de flexion totale et s'étendait, comme une attelle, le long de la partie antérieure du corps. Je fis des tractions légères et le corps du fœtus suivit presque sans effort ; ni les bras, ni la tête n'avaient opposé la moindre résistance.

L'enfant, de sexe masculin, vint au dehors, vivant, rattaché encore au placenta par un cordon qui me semblait fort court.

Cette déplétion presque subite de la cavité utérine avait amené un affaissement soudain de la paroi abdominale.

Je fis remettre sans retard la mère dans le décubitus dorsal (quelques minutes après, l'extraction du délivre se faisait de la manière la plus normale), et je pris dans mes bras l'enfant, sur lequel mon attention avait été attirée dès la première minute. En effet, l'examen sommaire de la tête m'avait prouvé que j'étais en présence d'un cas tératologique. Mais cet enfant vivait, bras et jambes remuaient, le cœur battait, les mouvements respiratoires étaient très nettement perceptibles. L'état cyanotique de tous les téguments annonçait un état d'asphyxie déjà très avancé. Je fis tous mes efforts pour faire vivre cet enfant, ce fut en vain : au bout de quatre à cinq minutes, la vie était éteinte.

Mais j'avais suivi avec grande attention et grand intérêt les phénomènes vitaux qui s'étaient manifestés chez cet être monstrueux. Les mouvements d'abaissement et d'élévation des paupières étaient indéniables, les mouvements des membres inférieurs l'étaient de même ; je pus constater avec la plus grande netteté que ces membres étaient affectés par instants de véritables convulsions cloniques, que je ne retrouvais pas dans les membres supérieurs, qui cependant étaient, eux aussi, animés de mouvements. Je remarquai fort bien que le fœtus ouvrait la bouche et semblait faire de réels efforts pour pousser un cri ; je ne pus percevoir aucun son. Enfin, les mouvements respiratoires qui étaient assez étendus immédiatement après l'accouchement, s'arrêtaient à leur tour par instants, et s'espaçaient de plus en plus ; la respiration était très nettement expiratrice, le mouvement d'expiration était tranché ; il me semblait que le même spasme convulsif que je notais sur les membres inférieurs s'étendait au diaphragme et aux muscles expirateurs. Les battements du cœur, très énergiques au début, perdaient de minute en minute de leur intensité. Enfin quatre ou cinq minutes après sa naissance, la vie avait complètement disparu chez cet être monstrueux.

J'examinai alors plus à loisir la tête de l'enfant.

J'avais cru d'abord à un anencéphale. Un examen plus approfondi me prouva que ce monstre était un *pseudencéphalien* (Geoffroy Saint-Hilaire), de la tribu des *Nosencéphaliens*.

En effet, en lisant la description devenue classique de Geoffroy Saint-Hilaire, je trouvais que le monstre que j'avais sous les yeux appartenait à cette classe de monstres pseudencéphaliens qui « sont remarquables au « premier aspect par leur tête sans front et sans vertex, engoncée « entre les épaules et surmontée de la tumeur sanguinolente qui carac-« térise cette famille. Leur face très développée, dirigée obliquement, « presque toujours livide ; leurs cheveux assez rares, mais longs et « disposés en cercle autour de la base de la tumeur, leur nez large et « épaté, leur bouche ordinairement entr'ouverte, leurs yeux volumi-

« neux, saillants, dirigés en haut et en avant, et qui, au défaut du
« front, se trouvent occuper le sommet de la tête, leurs oreilles défor-
« mées et dont la conque est couchée horizontalement, ou même tombe
« comme chez un animal domestique, achèvent de donner à ces
« monstres une physionomie hideuse et vraiment en dehors du type
« humain [1]. »

Je n'ai rien à ajouter à cette description magistrale.

Dans le cas que je viens de rapporter, le tronc est régulièrement
conformé, les membres sont bien faits, mais le monstre que j'ai observé
est loin de surpasser par sa taille et par son embonpoint les fœtus nor-
maux de son âge.

Mes observations viennent à l'appui de celles de Geoffroy Saint-
Hilaire quand il dit « qu'on peut affirmer aujourd'hui que ces monstres,
« ce qui est de toute évidence, peuvent remuer dans le sein de leur
« mère, mais même qu'ils s'y meuvent tout autant que les fœtus nor-
« maux. » Mais, par contre, je n'ai rencontré, malgré mes questions
précises, aucune des causes que l'auteur cite comme pouvant provoquer
cette erreur de la nature.

Si, généralement, le volume du fœtus nosencéphalien rend très labo-
rieux l'accouchement de la mère, il n'en a pas été de même pour le
sujet qui fait l'objet de cette observation. Je me suis trouvé, sans
aucun doute, dans des circonstances très exceptionnelles, qui m'ont
permis de saisir, au moment voulu, toutes les manifestations vitales de
cet être monstrueux, même dans le sein de sa mère, et je suis autorisé
à affirmer que peu d'observateurs ont rencontré jamais des circonstances plus favorables que celles qui m'ont été offertes.

Malgré ces quelques divergences avec la description classique de
Geoffroy Saint-Hilaire, l'observation qu'on vient de lire ne fait que
confirmer l'assertion par laquelle il termine les considérations déve-
loppées au sujet des monstres nosencéphaliens, quand il dit que la non-
viabilité de ces monstres, « c'est-à-dire l'impossibilité qu'ils vivent au
« delà d'un terme très rapproché de leur naissance est aussi certaine
« que possible, et la nier, ce serait véritablement renverser toutes
« les règles du raisonnement et de la critique scientifique [2] ».

J'ajouterai, pour terminer, que deux heures après l'accouchement le
fœtus pesait 1,910 grammes, le placenta, avec ses membranes (dont
le déplissement doit être encore facile et qui peut donner une idée de
l'étendue de la poche des eaux et de la quantité du liquide amniotique), pesait 475 grammes ; enfin que la longueur du cordon ombilical
était de 30 centimètres.

Les points sur lesquels je tiens à fixer surtout l'attention, à la fin de

1. Geoffroy Saint-Hilaire, *loc. cit.*, t. II, p. 335.
2. Geoffroy-Saint-Hilaire, *loc. cit.*, t. II, p. 350.

cette note, sont : 1° l'énorme quantité de liquide amniotique ; 2° la brièveté du cordon ; 3° la petitesse du fœtus, dont l'extraction a été des plus faciles ; 4° les phénomènes vitaux que j'ai constatés avec grande attention pendant et immédiatement après l'accouchement ; 5° les conditions véritablement exceptionnelles dans lesquelles il m'a été permis de recueillir les éléments de cette observation.

Bien que Geoffroy Saint-Hilaire affirme que les monstres nosencéphaliens sont ceux qui se rencontrent le plus fréquemment dans l'espèce humaine, j'ai cru de mon devoir de faire connaître au public médical un fait dont certaines parties au moins, ne me semblent pas complètement dépourvues d'intérêt.

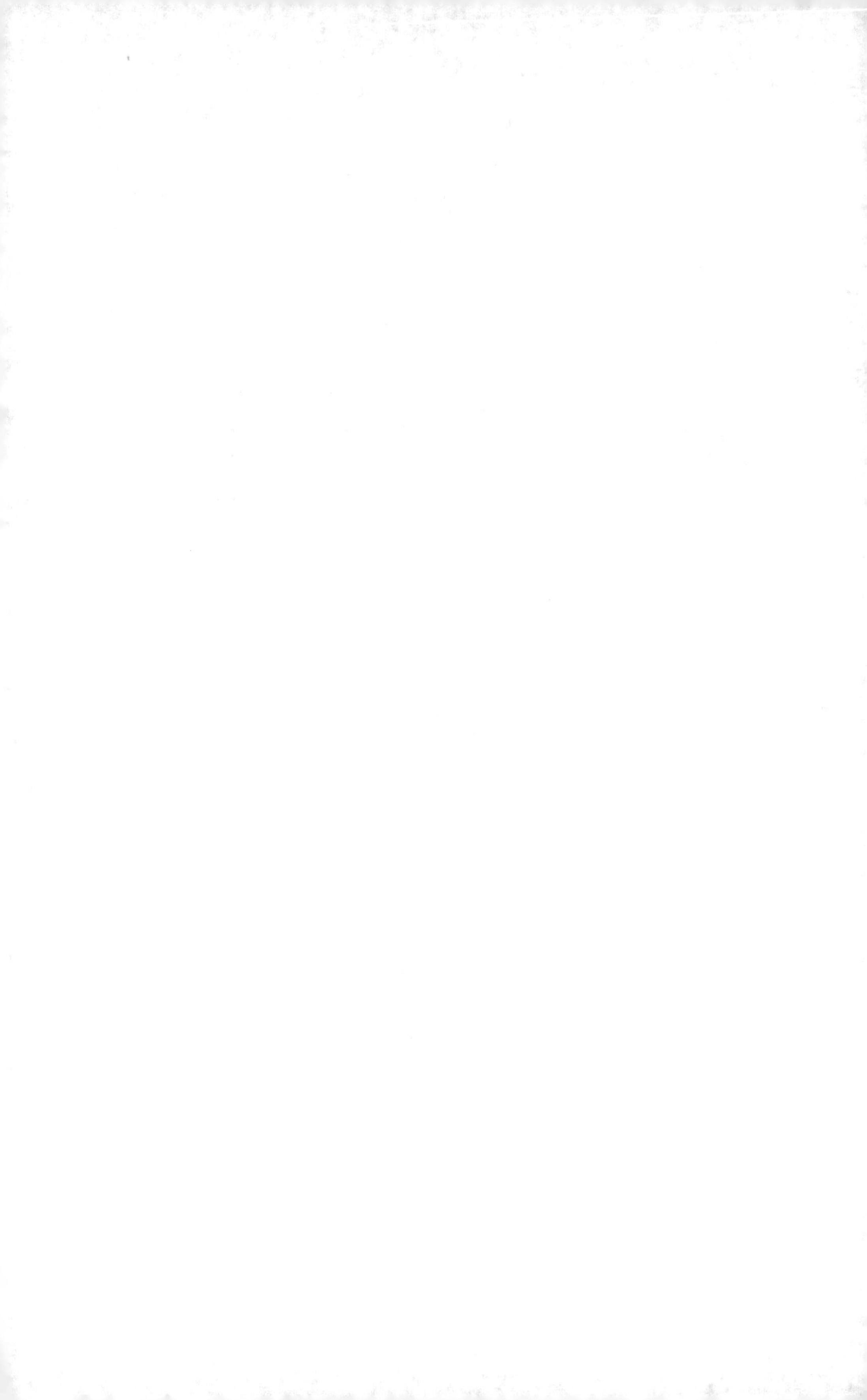